ENFERMEDADES INFECCIOSAS Y MICROBIOLOGÍA CLÍNICA

LECTURA INTERPRETADA DEL ANTIBIOGRAMA DE ENTEROBACTERIAS

El patrón de resistencia observado en el antibiograma de un microorganismo debe ser la suma del patrón de resistencia natural característico de la especie más el de las resistencias adquiridas. El principal mecanismo de resistencia a los betalactámicos y aminoglucósidos en enterobacterias es el enzimático, donde cada enzima reconoce uno/os determinado/os betalactámicos o aminoglucósidos, respectivamente. Ello, se traduce en un patrón de resistencia concreto que permite deducir la/las enzimas implicadas. Sin embargo, la resistencia enzimática no es el único mecanismo y, frecuentemente, el patrón observado es multifactorial. La resistencia a las quinolonas se debe mayoritariamente a mutaciones cromosómicas puntuales y secuenciales, que pueden seleccionarse por tratamientos con fluoroquinolonas inicialmente activas. En los últimos años, sin embargo, ciertos genes plasmídicos que codifican enzimas modificadoras de las quinolonas o protectores de la diana se han visto implicados en la resistencia de bajo nivel a este grupo de antimicrobianos.

El gran número de especies dentro de la familia de las enterobacterias conlleva una gran variabilidad de patrones de resistencia natural. Esta diversidad se ve, además, incrementada por la posibilidad de adquirir genes de resistencia tanto de microorganismos de la misma especie como de otras. La adquisición de multiresistencia puede llevar a la ineficacia de la mayoría de los antimicrobianos utilizados en clínica[1]. El realizar una lectura interpretada de los patrones de resistencia, tanto naturales como adquiridos, presupone deducir el mecanismo de resistencia asociado a un fenotipo y predecir así la respuesta clínica a un determinado antimicrobiano, haya sido este evaluado *in vitro* o no[2].

Si bien cada vez más se conocen mejor los diferentes mecanismos de resistencia, la lectura interpretada del antibiograma en enterobacterias, continua siendo objeto de discusiones, y quedan todavía numerosos aspectos por determinar, especialmente cuando se intenta predecir la respuesta clínica[1-3]. En este sentido deben realizarse estudios clínicos para reconocer la repercusión *in vivo* de estos patrones de resistencia.

En la presente revisión se han recogido diferentes opiniones aparecidas en la literatura, destacando las del *Clinical and Laboratory Standards Institute* (CLSI)[4], *Comité de l'Antibiogramme* de la Sociedad Francesa de Microbiología (CASFM)[5], *European Committee on Antimicrobial Susceptibility Testing* (EUCAST)[6], Sociedad Española de Enfermedades Infecciosas y Microbiología Clínica (SEIMC)[7] y las de los grupos GEMARA y MENSURA[8].

Es importante la elección de los antimicrobianos a evaluar en el antibiograma; los comités científicos antes señalados proponen, para realizar un seguimiento epidemiológico o para la interpretación del antibiograma, una serie de antibióticos clasificados en función de su interés terapéutico o de su utilidad como alternativa en microorganismos multiresistentes. Estos aspectos se mencionaran en el último capítulo de esta serie.

En la presente revisión se pretende indicar las bases para realizar una lectura interpretada del antibiograma en enterobacterias para las principales familias utilizadas en clínica: betalactámicos, aminoglucósidos y quinolonas, y de manera muy sucinta se detallarán los mecanismos de resistencia implicados.

BETALECTÁMICOS

Es una amplia familia de antibióticos bactericidas y uno de los grupos más numeroso y de mayor utilización en clínica, que incluye las penicilinas, cefalosporinas, monobactámicos y carbapenémicos. Desde el descubrimiento de la penicilina hemos seguido la aparición progresiva de nuevas moléculas sintetizadas con la finalidad, entre otras, de incrementar el espectro de acción y la actividad frente a bacterias que iban adquiriendo resistencia[1].

Aunque la resistencia a los betalactámicos está definida por distintos mecanismos (producción de enzimas, alteraciones de la permeabilidad, alteración de la diana y, presumiblemente, expresión de bombas de expulsión activa), el principal mecanismo de resistencia a betalactámicos en enterobacterias es el enzimático, por producción de las betalactamasas. En la presente revisión, la interpretación del antibiograma se basará fundamentalmente en la presencia de dichas enzimas, aunque debe considerarse también, que en algunos casos la resistencia sea fruto de la asociación de distintos mecanismos de resistencia. Un ejemplo de ello lo constituye la sensibilidad disminuida o resistencia a carbapenémicos en distintas enterobacterias en que existe una disminución de la permeabilidad asociada a otros mecanismos como la hiperproducción de la β-lactamasa cromosómica en *Enterobacter* o a la presencia de una β-lactamasa plasmídica de clase C o de una β-lactamasa de espectro extendido en *Escherichia coli* y *Klebsiella*[9–12]; en general todas las enzimas de clase C presentan cierta actividad hidrolítica frente a carbapenémicos, que no se manifiesta fenotípicamente si no existe una alteración simultánea de la permeabilidad[3,9]. En esta situación de disminución de la permeabilidad, es frecuente que también se vean afectadas otras familias de antimicrobianos como cloranfenicol, trimetoprim o quinolonas entre otros (observándose una disminución discreta de la sensibilidad)[12,13].

En la actualidad se han descrito betalactamasas capaces de inactivar a la práctica totalidad de betalactámicos utilizados en terapéutica, y algunas de ellas, aunque difíciles de detectar, han comportado fracasos terapéuticos. Por ello se debe realizar una cuidadosa lectura interpretada del patrón de resistencia con una doble finalidad, por un lado evitar las falsas sensibilidades y por otro hacer el seguimiento de determinadas betalactamasas capaces de difundir y producir brotes epidémicos.

En primer lugar se describirán los fenotipos de resistencia naturales de la mayoría de especies de interés clínico (tabla 1) y, posteriormente, se analizarán los diferentes patrones de resistencia adquiridos.

Tabla 1.

Patrones de resistencia natural en diferentes especies de enterobacterias (modificada del CASFM[5])

Especies	AMP	AMC	TIC	C1G	FOX	CXM	GEN	TET	COL	NIT
Klebsiella	R		R							
Citrobacter koseri	R		R							
Citrobacter amalonaticus	R		R							
Citrobacter freundii	R	R			R	R	r			
Enterobacter	R	R			R	R	r			

Especies	AMP	AMC	TCC	C1G	FOX	CXM	GENT	TOL	CNIT
cloacae									
Enterobacter aerogenes	R	R		R	R	r			
Hafnia alvei	R	R		R	R				
Serratia marcescens	R	R		R	r	R			
Proteus mirabilis							R	R	R
Proteus vulgaris	R			R		R		R	R
Morgan	R	R		R	r	R		R	R

Especies	AMP	AMC	TIC	C1G	FOX	CXM	GEN	TET	COL	NIT
Morganella morganii										
Providencia spp.	R	R		R	r		R		R	R
Yersinia enterocolitica	R	R		R	R	R			R	

AMC: amoxicilina-ác. clavulánico; AMP: ampicilina; COL: colistina; CXM: cefuroxima; C1G: cefalosporinas de primera generación; FOX: cefoxitina; GEN: gentamicina; TET: tetraciclina; TIC: ticarcilina; NIT: nitrofurantoína; R: resistente; r: halos reducidos o CIM elevadas, pero dentro del rango de sensibilidad.

Fenotipos de resistencia natural: las enterobacterias de interés clínico, con la única excepción de *Salmonella* y *Proteus mirabilis*, son portadoras de una betalactamasa cromosómica natural propia de cada especie[14,15]. En la tabla 2 se detallan los diferentes patrones de resistencia a betalactámicos esperados en función de la betalactamasa implicada. Estos fenotipos de sensibilidad pueden clasificarse en 4 grupos.

Tabla 2.

Principales patrones de resistencia a betalactámicos en función de la betalactamasa implicada de mayor interés clínico

Fenotipo	AMP	AMC	TIC	PIP	C1G	FOX	CX3	CG4	ACR	CIde a$^{\underline{a}}$	Observaciones
Grupo 1											
E. coli, Shigella, P. mirabilis, Salmonella											
Natural	S	S	S	S	S	S	S	S	S	Modera	Presencia de

Fenotipo	AMP	AMC	TIC	IPM	CFOX	CTX	CAZ	CFG	ACRB	CInciedaª	Observaciones
										AmpC a niveles basales en *E. coli* y *Shigella*. *Salmonella* y *Shigella* son clínicamente resistentes a C1G y

Fenotipo	AMP	AMC	TIC	PIP	CF1G	COX	CXM	C3G	C4G	CARB	Incidencia	Observaciones
Natural ↑	R	R	R	R	R	R	R	R	S	S	Baja	C2G Presencia en *E. coli* y *Shigella* de AmpC hiperproducida
Penicilinasa	R	S	R	r	S/r	S	S	S	S	S	Moderada	Las enzimas más frecuentes son

Fenotipo	AMP	AMC	TIC	PIP	CFG	FOX	CXM	CG3	CG4	ACR	Incidencia	Observaciones
Penicilinasa ↑	R		R	R	R	S	S	S	S	S	Baja	TEM-1, TEM-2 y SHV-1. Informar como resistentes las C1G. En caso de tratarse de

Fenotipo	AMP	AMC	TIC	PIP	CF1	FOX	CXM	CG3	CG4	CARB	Incidencia	Observaciones
												SHV-1 puede llegar a afectar ligeramente a la ceftazidima
BLEE	R	V	R	R	R	S	R	R	R	S	Baja	Ver texto
IRT	R	R	R	R	S	S	S	S	S		Rara	

S/ S/

Fenotipo	AMP	AMC	TI	PI1	F1OX	CX3	CG4	CAGB	Incidencia ᵃ	Observaciones
Amp C adquirida	R	R	R	R	R	R	R	S	S r/ Baja	
Carbapenemasa	R	R	R	R	R	R			R r	R r	Baja	En caso de carbapenemasas de clase B el aztreonam se muest

Fenotipo	AMP	AMC	TIC	IPM	PCG	FOX	CXM	CG3	CG4	ACRB	Incidencia	Observaciones
Natural	R	S	R	r	S/r	S	S	S	S	S	Alta	ra sensible

Grupo 2

Klebsiella spp., *C. koseri*, *C. amalonaticus*

En *K. pneumoniae* es por la expresión de SHV-1 o LEN, en *K. oxytoc*

Fenotipo	AMP	AMC	TIC	PIP	CFG	FOX	CXM	CCG	CCB	CAR	Incidenciaᵃ	Observaciones
												a por la K1 y en *C. koseri* y *C. amalonaticus* por CKO y CdiA, respectivamente Informar como resiste

Fenotipo	AMP	AMC	TI	PIP	CF1	COX	C3GM	C4GG	ARB	Incidencia ª	Observaciones
K1 ↑	R	R	R	R	S/I		S/r	S	S	Baja	Cuando exista resistencia a aztreonam se considerará la categoría de resistente en las C1G... nte las C3G

Fenotipo	AAM P	AMC	TIC	PIP	CFG	FOX	CCXM	C3G	C4G	AR	CIncidencia	Observaciones
Penicilinasa ↑	R		R	R	S	S	S	S	S		Baja	C3G para las que se observe sinergia con ácido clavulánico. La hiperproduccion de SHV-1 puede llegar

Fenotipo	AMP	AMC	TIC	PIP	CFG	COX	CXM	C3G	C4G	ARB	Incidencia	Observaciones
BLEE	R	S/r	R	R	R	S/S	R/S	R	R	S	Moderada	Ver texto a afectar ligeramente a la ceftazidima
IRT	R	R	R	R	S	S	S	S	S	S	Rara	
AmpC adq	R	R	R	R	R	R/r/	R	R	S	S	Baja	

Fenotipo	AMP	AMC	TIC	PIP	CFG	FOX	CXM	CG3	CG4	AMRB	Coincidencia	Observaciones
Carbapenemasa adquirida	R	R	R	R	R	R				Baja		En caso de carbapenemasas de clase B el aztreonam se muestra sensible

Fenotipo	AMP	AMC	TIC	IPM	CF1	FOX	CXM	CG3	CG4	ARB	C Incidencia	Observaciones
Grupo 3 *Enterobacter, C. freundii*												Por producción de AmpC inducible. Advertir la posible selección de cepas resiste
Natural	R	R	S	S	R	R	Sr	S	S	Alta		

Fenotipo	AMP	AMC	TIC	PIP	CFG	FOX	CXM	CCG	CCG	CAR	Incidencia	Observaciones
Natural ↑	R	R	R	R	R	R	R	S	S	r/ra	Mo de ra da	ntes a C3G y monobactámicos. Patrón indistinguible del de las betalactamasas AmpC adquiridas

Fenotipo	AMP	AMC	TIC	PIP	CFG	FOX	CXM	C3G	C4G	AZT	Incidencia	Observaciones
Penicilinasa	R	R	R	R	R	R		S	S	S	Moderada	Las enzimas más frecuentes son TEM-1, TEM-2 y SHV-1. Advertir de la posible selección de

Fenotipo	AMP	AMC	TIC	PIP	CFX	FOX	CCX	CCB	ATM	C Incidencia[a]	Observaciones
BLEE	R	R	R	R	R	R	R	R	R	Sr/Sa Baja	Ver texto cepas resistentes a C3G y monobactámicos
Carbapenemasa	R	R	R	R	R	R		r	r	r Baja	En caso de carbapenemasas de

Fenotipo	AMP	AMC	TIC	PIP	CFG	CXM	CCXG	C4GB	AR	Incidencia	Observaciones
S. marcescens, M. morganii, Providencia Natural	R	R	S	R	S	R	S	S	S	Alta	clase B el aztreonam se muestra sensible. Por producción de AmpC inducible.

Fenotipo	AMP	AMC	TIC	PIP	CFG	FOX	CXM	CG3	CG4	ARB	Incidencia	Observaciones
												Advertir de la posible selección de cepas resistentes a C3G y monobactámicos
Penicilinasa	R	R	R	R	S	R	S	S	S		Moderada	Las enzimas más frecue

Fenotipo	AMP	AMC	TIC	PIP	CFG	FOX	CCXM	CC3G	C4GG	AR B	Inc ide nciaᵃ	Observaciones

...ntes son TEM-1, TEM-2 y SHV-1. Advertir de la posible selección de cepas resistentes a C3G y mono

Fenotipo	AMP	AMC	TIC	PIP	CFG	FOX	CXM	CG3	CG4	ACR	Incidencia ª	Observaciones
Natural ↑	R	R	R	R	R	S r/r	R	R	S	S	Baja	Sr/ β-lactámicos Desrepresión de la expresión de la AmpC
BLEE	R	R	R	R	R	R	R	R	R	S	S r/ r/ / Rara	Ver texto
Carbapenene	R	R	R	R	R	R			r r r		Baja	En caso de

Fenotipo	AMP	AMC	TIC	PIP	CFG	FOX	C1	CXM	C3G	C4G	ARB	CIncidencia	Observaciones
P. vulgaris, P. penneri												masa	carbapenemasas de clase B el aztreonam se muestra sensible
Natural	R	S	R	S	R	S	R	S	S	S	Alta		Por producción

Fenotipo	AMP	AMC	TIC	PIP	CFG	FOX	CCM	CCG	CAB	Incidencia	Observaciones
Penicilinasa	R	S	R	R	R	S	R	S	S	Alta	de la betalactamasa cromosómica de clase A. Las enzimas más frecuentes son TEM-1,

Fenotipo	AMP	AMC	TIC	IPC	PG1	COX	CXM	CG3	CG4	ARB	Inc ide ncia ªª	Observaciones
Natural ↑	R	S	R	R	R	S	R	R	S	S	Ra r/ Ra ra	TEM-2 y SHV-1 Por hiperproducción de la betalactamasa cromosómica de clase A

AMC: amoxicilina-ác. clavulánico; AMP: ampicilina; BLEE: betalactamasa de espectro extendido; CARB: carbapenémicos; CXM: cefuroxima; C1G: cefalosporinas de primera generación; C3G: cefalosporinas de tercera generación y monobactámicos; C4G: cefalosporinas de cuarta generación; FOX: cefoxitina; IRT: «Inhibitory-resistant TEM type» (betalactamasa resistente a los inhibidires); K1: betalactamasa cromosómica de *Klebsiella oxytoca*; PIP: piperacilina; R: resistente; r: halos reducidos o CIM elevadas con respecto al fenotipo salvaje, pero dentro del rango de sensibilidad; S: sensible; TIC: ticarcilina; ↑: Hiperproducción.

a

Rara: <1%; Baja: 1–15%; Moderada: 15–75%; Alta: >75%. Esta incidencia puede oscilar en función de la población estudiada. Datos del Hospital de la Santa Creu i Sant Pau[9,18,20–23,28,32].

El primer grupo (Grupo 1), formado por *E. coli*, *Shigella*, *Salmonella enterica* y *P. mirabilis*, presenta un fenotipo sensible a todos los betalactámicos. Tanto *E. coli* como *Shigella* son portadoras de una betalactamasa cromosómica de clase C de Ambler[3,16] que en su forma natural o salvaje se expresa a nivel muy bajo, y no confiere resistencia de trascendencia clínica[15].

El segundo grupo (Grupo 2), en el que se encuentran *Klebsiella* spp, *Citrobacter koseri* y *Citrobacter amalonaticus*, entre otras especies, presenta resistencia de bajo nivel a aminopenicilinas (ampicilina) y carboxipenicilinas (ticarcilina) y sensibilidad disminuida o intermedia a ureidopenicilinas (piperacilina), manteniéndose sensibles a cefalosporinas, monobactámicos (aztreonam), carbapenémicos (imipenem) y a las asociaciones con inhibidores de betalactamasa (amoxicilina-ác. clavulánico).

La resistencia es debida a la producción de una betalactamasa cromosómica de clase A[16], con actividad penicilinasa, que en el caso de *K. pneumoniae* se trata de la betalactamasa SHV-1 o relacionadas (betalactamasas plasmídicas clásicas) y en *K. oxytoca* se trata de la K1 que si se hiperproduce se comporta como una betalactamasa de espectro extendido (véase apartado BLEE)[15].

El tercer grupo (Grupo 3) está compuesto por *Citrobacter freundii, Enterobacter* spp., *Providencia* spp., *Morganella morganii, Serratia* spp., *Hafnia alvei, Proteus vulgaris,* y *P. penneri.* Todas presentan una betalactamasa cromosómica inducible con actividad cefalosporinasa que, en general, les confiere resistencia a aminopenicilinas y cefalosporinas de primera generación (C1G), manteniéndose sensibles a carboxipenicilinas y ureidopenicilinas, cefalosporinas de tercera (C3G) y cuarta (C4G) generación, monobactámicos y carbapenémicos.

Dentro de este grupo *C. freundii, Enterobacter, Providencia, M. morganii, Serratia* y *H. alvei,* presentan una betalactamasa de clase C que les confiere resistencia a las asociaciones de inhibidores y una sensibilidad variable a cefoxitina. *Enterobacter* y *C. freundii* son resistentes a cefoxitina y presentan sensibilidad disminuida a cefuroxima, mientras que *M.*

morganii, Providencia y *Serratia*, son resistentes a cefuroxima y moderadamente resistentes a cefoxitina[16]. El carácter inducible de estas enzimas es fácilmente detectable mediante la técnica de difusión; cuando se disponen los discos de cefoxitina o imipenem próximos a los de las C3G o C4G, puede observarse un antagonismo entre ambos antibióticos fruto de la inducción en la producción de betalactamasas que ejercen los primeros[4,7].

Por el contrario, *P. vulgaris* y *P. penneri* son portadores de una betalactamasa cromosómica de clase A, siendo resistentes a cefuroxima y sensibles a cefoxitina y a las asociaciones con inhibidores de la betalactamasa, por lo que frecuentemente se refieren a estas enzimas como cefuroximasas.

Finalmente, el cuarto grupo (Grupo 4) incluye *Yesinia enterocolitica* que muestra, en la mayoría de las cepas, un fenotipo de cefalosporinasa inducible y penicilinasa, siendo resistente a aminopenicilinas, carboxipenicilinas, amoxicilina-ác. clavulánico y C1G y C2G. Este fenotipo es producto de la síntesis de 2 enzimas, una de clase A y otra de clase C[16,17].

Si bien los patrones de resistencia a los betalactámicos comentados previamente están mediados por diferentes betalactamasas, debe tenerse presente la existencia de otros mecanismos naturales como por ejemplo la disminución de la permeabilidad, por la cual *Proteus*, *Morganella* y *Providencia*, presentan una menor sensibilidad a los carbapenémicos.

Fenotipos de resistencia adquirida: cuando una especie presenta un antibiograma que no concuerda con los descritos como fenotipos naturales, puede deberse a la presencia de resistencias adquiridas, en cuyo caso los datos observados deben evaluarse para conocer el mecanismo que los produce e interpretarlo. Siempre hay que asegurar la correcta identificación de la especie.

La resistencia adquirida modifica el patrón natural de resistencia de una especie determinada, siendo el patrón de resistencia resultante la suma de la resistencia natural más la adquirida.

La presencia de nuevas enzimas, no propias de la especie, puede ser debida a la adquisición de material genético (elementos móviles como plásmidos, transposones o secuencias de inserción; integrones o fragmentos de DNA) por diferentes vías como la conjugación, la transformación o la transducción. En todos los casos se trata de material extracromosómico que la bacteria adquiere y que puede asimilar y perpetuar a su progenie, bien en plásmidos bien incorporándolo a su cromosoma. Sin embargo, algunos patrones de resistencia vienen dados, no por enzimas adquiridas, sino por mutaciones en los genes cromosómicos naturales de especie, generalmente en la región del promotor o en los genes reguladores de su expresión[3,15].

A continuación se describen los distintos fenotipos de resistencia adquirida, que quedan esquematizados en la tabla 2.

Producción de penicilinasas: la adquisición de betalactamasas plasmídicas de clase

A[16] denominadas de amplio espectro o betalactamasas clásicas, como TEM-1, TEM-2 y SHV-1, es responsable de la resistencia a aminopenicilinas y carboxipenicilinas y de la sensibilidad disminuida o intermedia a ureidopenicilinas. Las cepas portadoras de estas enzimas mantienen su sensibilidad a cefalosporinas, monobactámicos y carbapenémicos. Sin embargo, una hiperproducción de estas enzimas conlleva resistencia a C1G, C2G (excepto cefamicinas como la cefoxitina) y frecuentemente sensibilidad discretamente disminuida a la asociación amoxicilina-ácido clavulánico. Además, en el caso particular de la hiperproducción de SHV-1, tanto en *E. coli* como en *K. pneumoniae*, puede observarse una resistencia de bajo nivel a ceftazidima[18]. En este último caso, puede observarse por técnica de difusión un ligera sinergia entre amoxicilina-ácido clavulánico y ceftazidima (al situar ambos discos a una distancia de 2,5–3cm) que podría hacer pensar en una betalactamasa de espectro extendido[19].

Producción de betalactamasa de espectro extendido (BLEE): las primeras BLEE que se describieron, derivaban de las betalactamasas mencionadas en el apartado anterior, TEM-1, TEM-2 y SHV-1. Posteriormente aparecieron otras familias de BLEE como las CTX-M, cuyo origen se encuentra en las cromosómicas de ciertas especies, como *Kluyvera ascorbata* o *K. cryocrescens*[20]. Estas nuevas BLEE han presentado una rápida expansión en diversas áreas epidemiológicas.

Las BLEE se caracterizan por ser capaces de inactivar la práctica totalidad de cefalosporinas a excepción de las cefamicinas, manteniendo la sensibilidad a los inhibidores y a los carbapenémicos.

Su detección no siempre es fácil, y debe tenerse en cuenta tanto pequeñas disminuciones de sensibilidad a C3G (incremento de la concentración inhibitoria mínima, CIM, o halo de inhibición disminuido), presencia de sinergia entre C3G o C4G y el ácido clavulánico, bordes de los halos de inhibición irregulares, así como resistencias asociadas especialmente a aminoglucósidos y quinolonas[5]. No es objetivo de esta revisión el detallar la metodología más adecuada para su detección, la cual puede encontrarse en el volumen 12 de los Procedimientos en Microbiología Clínica publicado por la SEIMC[19].

Hasta el 2009, ha existido un consenso para considerar el microorganismo portador de BLEE, independientemente del valor de sensibilidad obtenido (por técnica de difusión o de dilución), como intermedio o resistente a todas las cefalosporinas (incluyendo C3G y C4G). Las asociaciones con inhibidores se mantendrían activas para el tratamiento de las infecciones urinarias según el CASFM[5].

En los últimos años existe una gran discusión en cuanto a la interpretación del antibiograma y de los puntos de corte establecidos para determinar la sensibilidad de las C3G y C4G en enterobacterias. El CLSI propone, actualmente, considerar la sensibilidad a estas cefalosporinas indistintamente del mecanismo de resistencia implicado según los nuevos puntos de corte propuestos. Esta propuesta plantea la posibilidad de utilizar estas cefalosporinas en el tratamiento de las infecciones por bacterias portadoras de BLEE[6]. Por otro lado el EUCAST está considerando esta posibilidad.

La mayoría de estas enzimas son relativamente fáciles de detectar en *E. coli*, *K. pneumoniae* y otros microorganismos de los grupos 1 y 2 presentando una mayor dificultad las cepas de enterobacterias del grupo 3 con un patrón de desrepresión de su betalactamasa cromosómica inducible (véase a continuación). En este caso es útil estudiar la presencia de sinergia entre cefepima y ácido clavulánico[19].

Producción de betalactamasas resistentes a los inhibidores: estas betalactamasas derivan también de las betalactamasas clásicas y se caracterizan por conferir resistencia a aminopenicilinas, carboxipenicilinas y ureidopenicilinas; no son sensibles a la acción de los inhibidores y no tienen actividad sobre el resto de betalactámicos. Estas betalactamasas se denominaron originariamente IRT (*inhibitor-resistent TEM mutant*) porque en su mayoría derivan de TEM-1 y TEM-2 aunque también se han descrito betalactamasas resistentes a los inhibidores derivadas de SHV-1[15,21]. Las oxacilinasas (como la OXA-1), pertenecientes a la clase D de Ambler[16], dan lugar a un fenotipo indistinguible del de las IRT[21]. Debido a los escasos estudios sobre la etiología de la resistencia a los inhibidores de las betalactamasas, no se conoce con exactitud la frecuencia de estas betalactamasas (IRT) en clínica, aunque se supone baja.

Hiperproducción de betalactamasa cromosómica de clase A: este fenotipo puede encontrarse en especies como *K. pneumoniae, K. oxytoca, P. penneri, P. vulgaris* y *C. koseri*. En el caso de *K. oxytoca* su patrón de resistencia es muy similar al de una BLEE. La sospecha de tratarse de una hiperproducción de la betalactamasa cromosómica (denominada K1)[16] y no de una BLEE viene dada por la sensibilidad a ceftazidima y la elevada resistencia al aztreonam. En el test de sinergia, esta se observa sobretodo con aztreonam y/o con cefotaxima pero no con ceftazidima. En estos casos el CASFM recomienda informar al clínico como cepa con sensibilidad intermedia a aquellos antibióticos que presenten sinergia, independientemente de su sensibilidad[5]. El caso de hiperproducción de la betalactamasa cromosómica *de K. pneumoniae* ya ha sido comentado previamente en el apartado «producción de penicilinasa».

La otra situación es la de *P. penneri, P. vulgaris* y *C. koseri*, donde la hiperproducción de la betalactamasa cromosómica no puede distinguirse de una BLEE, aunque ambas situaciones son muy poco frecuentes en clínica.

Hiperproducción de betalactamasa cromosómica de clase C y AmpC plasmídicas: este fenotipo se caracteriza por presentar resistencia a la práctica totalidad de betalactámicos con la única excepción de los carbapenémicos, aunque las diferentes cefalosporinas serán más o menos hidrolizadas en función del nivel de hiperproducción. Además, se caracterizan por ser inhibidas por substancias como cloxacilina o ácido borónico, las cuales se puede utilizar para poder detectar sinergias con C3G o C4G y así evidenciar la presencia de las betalactamasas AmpC.

En este contexto se definen tres situaciones diferentes. La primera hace referencia a *E. coli* y *Shigella* con una betalactamasa cromosómica no inducible de clase C que normalmente se expresa a niveles muy bajos, por lo que no confiere resistencia clínica. Cuando se halla hiperproducida, confiere resistencia a aminopenicilinas, carboxipenicilinas, ureidopenicilinas, las asociaciones con inhibidores, C1G, cefamicinas y en función del grado de hiperproducción, también puede afectar a C3G y monobactámicos, mientras que las C4G y los carbapenémicos se mantienen activos[3].

La segunda situación es la que se da en enterobacterias
como *Enterobacter, Serratia, Providencia, M. morganii* y *C. freundii* que tienen una betalactamasa cromosómica inducible de clase C. En las infecciones producidas por estos microorganismos (especialmente en infecciones graves o donde no exista una buena difusión del

betalactámico) debe tenerse siempre presente que si se tratan con C3G o monobactámicos, que son activos frente a estas cepas, con frecuencia pueden seleccionarse mutantes que, por alteraciones en los genes que regulan la producción de la enzima, den lugar a la producción de gran cantidad de la misma y por lo tanto estas cepas pasen a ser resistentes a las carboxipenicilinas, ureidopenicilinas, las cefalosporinas (manteniendo cierta actividad las C4G) y monobactámicos. En esta última situación se habla de una betalactamasa desreprimida puesto que de forma natural estos microorganismos presentan un sistema represor de la expresión de la betalactamasa[3]. En caso de desrepresión puede verse que el patrón de resistencia obtenido es similar al de la hiperproducción de AmpC en *E. coli*.

Todos los betalactámicos son inductores de estas betalactamasas inducibles, en mayor o menor grado, siendo los inductores más fuertes cefoxitina e imipenem (resistente a esta enzima).

Finalmente, la tercera situación se encuentra cuando diferentes betalactamasas cromosómicas de clase C, como las de *C. freundii, Enterobacter, Morganella,* o *H. alvei,* se encuentran en plásmidos difundiendo a diferentes especies, como *E. coli, K. pneumoniae, P. mirabilis* o *S. enterica*[3]. Estas AmpC plasmídicas, presentan un patrón de resistencia indistinguible del de los grupos anteriores, por ello su detección fenotípica no es fácil en las cepas portadoras de AmpC cromosómica (inducible o no) requiriendo en algunos casos la caracterización de la enzima. Por el contrario, su detección es sencilla en las especies carentes de AmpC[3,22,23].

Debido a la falta de técnicas consensuadas para la detección de estas betalactamasas tipo AmpC plasmídicas no se conoce con exactitud la epidemiología de su diseminación, aunque por los datos existentes es baja pero con tendencia a incrementar[3,22].

En la primera y última situación, sin que exista consenso[3], la elección del antibiótico a utilizar debe sustentarse en los valores de sensibilidad obtenidos y por lo tanto en función del grado de producción de la enzima si es cromosómica y del grado de producción y/o del tipo de betalactamasa AmpC si es plasmídica, el tratamiento podría realizarse con C3G, monobactámicos o carbapenémicos, aunque de existir alternativa no sería recomendable su uso. En el caso de una betalactamasa desreprimida, donde la cepa presenta resistencia o sensibilidad intermedia a alguna de las C3G y/o monobactámicos, al menos según el CASFM[5], debe darse como intermedio un resultado sensible a estos antimicrobianos. Además, se debe alertar al clínico, siempre que se trate de un microorganismo con betalactamasa cromosómica inducible, que existe la posibilidad de fracaso terapéutico si se trata con betalactámicos *a priori* activos, en monoterapia, como consecuencia de la selección de cepas resistentes por desrepresión de la betalactamasa cromosómica.

Recientemente ha sido comunicado un nuevo mecanismo de resistencia a betalactámicos debido a la producción de betalactamasas AmpC de espectro ampliado (ESAC) que confieren sensibilidad disminuida a todas las cefalosporinas, incluyendo ceftazidima y cefepima. El patrón fenotípico de resistencia es indistinguible del de las AmpC anteriormente descritas por lo que para su diferenciación son necesarias técnicas moleculares[24].

Producción de betalactamasas activas frente a carbapenémicos: las carbapenemasas son betalactamasas que hidrolizan la mayor parte de betalactámicos incluidos los carbapenémicos[25]. La incidencia de estas enzimas en enterobacterias es muy baja. En enterobacterias se han descrito las tres clases de enzimas con actividad frente a carbapenémicos, las carbapenemasas de clase A (como por ejemplo la betalactamasa KPC), que suelen ser sensibles a la acción del ácido clavulánico, y presentan una menor actividad frente a meropenem que a imipenem, las de clase B (metalo-betalactamasas como por ejemplo las VIM o las IMP), las cuales no presentan actividad frente a aztreonam y su acción es inhibida con EDTA y de la clase D, la oxacilinasa OXA-48[25-27]. En nuestro país, la incidencia de estos enzimas en enterobacterias es baja, si bien desde la primera descripción en 2005 de carbapenemasas en *E. coli* y *K. pneumoniae* se han comunicado casos aislados de infección y brotes epidémicos en hospitales por diferentes enterobacterias portadoras de dichos enzimas[27-32]. Las pruebas de sinergia entre carbapenémicos y ác. clavulánico o EDTA pueden ser útiles para sospechar la presencia de betalactamasas de clase A o B respectivamente en enterobacterias. Otra alternativa es el test de Hodge modificado[4,26].

La sensibilidad de las enterobacterias portadoras de carbapenemasas a imipenem es variable, pudiendo mostrarse sensible según los puntos de corte establecidos. La eficacia clínica de los carbapenémicos en el tratamiento de las cepas sensibles *in vitro* no ha sido confirmada, por lo que el CLSI recomienda dar el valor de la CIM sin realizar interpretación[4]. En cambio el EUCAST recomienda informar todos los betalactámicos excepto aztreonam como intermedios si son sensibles o como resistentes si son intermedios[6].

Fenotipos complejos de resistencia adquirida: los patrones de resistencia presentados serían los observados en casos de expresión de un único mecanismo. Con frecuencia se aíslan microorganismos que producen distintas betalactamasas y que además comparten otros mecanismos de resistencia, siendo difícil deducir, inequívocamente, a partir del perfil fenotípico de resistencia observado, los mecanismos involucrados, por lo que su elucidación requiere de técnicas especiales (isoelectroenfoque, estudios cinéticos, PCR, secuenciación, etc.).

AMINOGLUCÓSIDOS

El comportamiento de un aminoglucósido frente a una enterobacteria depende, como mínimo, de 5 factores: a) la difusión pasiva a través de la membrana externa; b) el transporte activo a través de la membrana interna; c) la afinidad del aminoglucósido por su diana (una proteína ribosómica); d) la metilación de la unidad 16S del RNA ribosómico, y e) la presencia de enzimas inactivantes[33-35]. Los 3 primeros factores no tienen una gran relevancia en clínica.

Las mutaciones que afectan la difusión pasiva a través de la membrana externa, porinas o estructura del polisacárido, conllevan a la vez una resistencia cruzada con otras familias de antimicrobianos; mutaciones que afectan el transporte activo a través de la membrana interna se han descrito principalmente en *E. coli* y *Pseudomonas aeruginosa*, y comporta una resistencia de bajo nivel que afecta a todos los aminoglucósidos[34]. Las mutaciones en la diana de los aminoglucósidos son poco frecuentes en cepas aisladas en clínica, y son muy específicas para cada aminoglucósido, lo cual no produce un fenotipo de resistencia cruzada[34]. Desde el 2003 han sido descritos distintos genes como responsables de la metilación postranscripcional del RNA ribosómico (*armA*, *rmt* o *npmA*) y de momento con una prevalencia moderada y geográficamente dependiente[33].

Sin embargo, el mecanismo más importante de resistencia a los aminoglucósidos sigue siendo la inactivación enzimática. Se han descrito 3 tipos de enzimas: las acetiltransferasas (AAC) que acetilan un grupo amino del antibiótico, las fosfotransferasas (APH) que fosforilan un grupo hidroxilo y, finalmente las nucleotidiltransferasas (ANT) que adenilan también un grupo hidroxilo. Cada enzima reconoce un cierto número de antibióticos aminoglucósidos, lo cual se traduce en un fenotipo de resistencia concreto. El conocimiento de los distintos fenotipos es indispensable para la lectura interpretada del antibiograma[34,35].

FENOTIPOS DE RESISTENCIA NATURAL

La mayoría de las especies de enterobacterias, son naturalmente sensibles a los aminoglucósidos, con las excepciones de *Providencia stuartii* y *Serratia marcescens* en cuyo cromosoma se encuentran los genes *aac(2')-Ia* y *aac(6')-Ic*, respectivamente. AAC(2') confiere resistencia a gentamicina, tobramicina, netilmicina y neomicina, mientras que la enzima AAC(6') confiere solo una leve resistencia a tobramicina, observándose en el antibiograma por disco-difusión halos de inhibición más reducidos que para el resto de enterobacterias, halos que corresponden a CIM para este antibiótico de entre 1–4mg/l. Esta disminución de la sensibilidad a tobramicina se interpreta como que *S. marcescens* es resistente a dicho antibiótico[5,6]. Mutaciones en este gen causan una hiperproducción de la enzima que confiere una resistencia de alto nivel a tobramicina, kanamicina y netilmicina y moderada a amicacina[35].

FENOTIPOS DE SISTENCIA ADQUIRIDA

La resistencia enzimática a los aminoglucósidos puede deberse a 2 mecanismos distintos, a la producción de una o varias enzimas inactivantes (AAC, APH y ANT) y a la presencia de metiltransferasas (ArmA, Rmt o Npm). Ambos mecanismos confieren una resistencia de alto nivel. Los fenotipos de resistencia por producción de una sola enzima se resumen en la tabla 3. El fenotipo de resistencia por varias enzimas es más difícil de determinar, aunque en algunos casos es predecible por el efecto aditivo de 2 patrones distintos. Asimismo, cabe señalar que la resistencia de alto nivel a todos los aminoglucósidos no se debe solo a la producción de enzimas sino que generalmente intervienen también alteraciones en la permeabilidad[35].

Tabla 3.

Fenotipos de resistencia a los aminoglucósidos por producción de una sola enzima inactivante[14,34–36]

Fenotipo	Enzima	Incidencia	Lectura del antibiograma
Str	APH(3″)	Elevada	Resistencia a estreptomicina. La adición de un disco de espectinomicina, discrimina entre la APH(3″) y la ANT(3″) pues esta última confiere resistencia a estreptomicina y espectinomicina
Str/Spc	ANT(3″)	Moderada	

Fenotipo	Enzima	Incidencia	Lectura del antibiograma
K Nm	APH(3')-I	Moderada	Resistencia de alto nivel a kanamicina y neomicina. La enzima de tipo I es más frecuente que la II
	APH(3')-II	Rara	
G	AAC(3)-I	Rara	Reducción del diámetro del halo de inhibición de la gentamicina, a veces de difícil visualización
KGT	ANT(2")	Baja	Reducción del diámetro del halo de inhibición de la kanamicina, gentamicina y en

Fenotipo	Enzima	Incidencia	Lectura del antibiograma
			menor grado de la tobramicina
KTGNt	AAC(3)-II	Moderada	Resistencia de alto nivel a gentamicina y tobramicina, disminución importante del halo de la netilmicina y moderada para la kanamicina
	AAC(3)-IV	Rara	
KTANt	AAC(6')	Baja	Resistencia de alto nivel a kanamicina, tobramicina, y netilmicina y moderada para la

Fenotipo	Enzima	Incidencia	Lectura del antibiograma
GTNtNm	AAC(2')	Rara	amicacina. Es un fenotipo fácil de diferenciar pues son cepas sensibles a gentamicina. Presente, esencialmente, en *Serratia* Resistencia moderada a gentamicina, tobramicina, netilmicina y neomicina. Difícil de detectar. En el género *Providencia* es una resistencia natural de localización cromosómica

A: amicacina; G: gentamicina; K: kanamicina; Nm: neomicina; Nt: netilmicina; Str: estreptomicina; Spc: espectinomicina; T: tobramicina.

Rara: 0–1%; Baja: 1–15%; Moderada: 15–75%; Alta: 475%. Esta incidencia puede oscilar en función de la población estudiada.

Para la detección de los distintos fenotipos de resistencia es importante una correcta elección de los aminoglucósidos en estudio. Puede hacerse un antibiograma completo, por ejemplo para el estudio epidemiológico de los genes de resistencia de las cepas, o bien un antibiograma reducido donde solo se incluya los aminoglucósidos de uso en terapéutica. Para el antibiograma completo se recomienda el estudio de la amicacina, estreptomicina, gentamicina, kanamicina, neomicina, netilmicina, y tobramicina. El estudio de la estreptomicina puede ser optativo, pues su uso en clínica ha quedado reducido al tratamiento de la tuberculosis. Sin embargo, en un estudio epidemiológico es el único marcador de la presencia de las enzimas APH (3″) y ANT (3″)-

la[36]. En cambio para el antibiograma corto es suficiente el estudio de la amicacina, gentamicina, y tobramicina.

Para interpretar el patrón de sensibilidad a los aminoglucósidos se debe estar alerta ante situaciones donde puede haber una débil expresión de la enzima[5]. En este contexto debe tenerse en cuenta que: 1) ante una cepa sensible a amicacina, pero con sensibilidad intermedia o resistente a tobramicina y/o netilmicina y sensible a gentamicina debería interpretarse sensibilidad intermedia a amicacina, ya que puede tratarse de la producción de la enzima AAC(6') (tabla 3); 2) cuando se observa una disminución del halo de inhibición sólo de la gentamicina (comprendido entre 16–19mm), debe considerarse sensibilidad intermedia a gentamicina por producción de la enzima AAC(3)-I; 3) si la gentamicina es resistente o presenta un halo de inhibición reducido y en la tobramicina también se observa reducción del halo de inhibición (16–19mm), debe interpretarse como sensibilidad intermedia a la tobramicina pues puede estar presente la enzima ANT(2″); y 4) debe interpretarse como sensibilidad intermedia a la netilmicina cuando haya una reducción del diámetro de inhibición (comprendido entre 19-22mm), si también aparecen reducidos los halos de la gentamicina y la tobramicina, pues puede estar presente la enzima AAC(3)-II o AAC(3)-IV[5].

FLUOROQUINOLONAS

Las quinolonas son un grupo de antimicrobianos sintéticos, de las cuales cabe destacar el ácido nalidíxico y las quinolonas fluoradas, como norfloxacino, ciprofloxacino, ofloxacino y levofloxacino, cuyo espectro de actividad se centra en las bacterias gramnegativas pero que ha ido ampliándose sobre grampositivos, anaerobios e incluso micobacterias con las nuevas fluoroquinolonas como moxifloxacino[37].

La actividad antimicrobiana de las fluoroquinolonas se basa en la inhibición de las topoisomerasas, la topoisomerasa II o ADN girasa y la topoisomerasa IV. Ambas son enzimas heterotetraméricas formadas por 2 subunidades, A y B, codificadas respectivamente por los genes *gyrA* y *gyrB* en la ADN girasa y *parC* y *parE* en la topoisomerasa IV[38,39].

Los principales mecanismos de resistencia descritos son consecuencia de mutaciones en los genes de la ADN girasa y la topoisomesasa IV; mutaciones que afectan las porinas o el lipopolisacárido, impidiendo la penetración del antimicrobiano al interior de la bacteria; y/o la presencia de bombas de expulsión que expulsan el antimicrobiano hacia su exterior[38]. El incremento de bombeo, así como alteraciones en la permeabilidad por parte de la bacteria normalmente conlleva una resistencia de bajo nivel. Ambos mecanismos pueden encontrarse asociados con mutaciones en las topoisomerasas, incrementando el nivel de resistencia y contribuyendo, a su vez, a la selección de la resistencia a lo largo del tratamiento. Hasta 1998 todos los mecanismos de resistencia a quinolonas eran cromosómicos. Sin embargo, en los últimos años se describen con mayor frecuencia resistencias mediadas por plásmidos (PMQR)[40,41]. La resistencia plasmídica mejor estudiada es la mediada por los genes *qnr*. Estos genes, codifican unas proteínas que protegen la ADN girasa o la topoisomerasa IV contra el efecto inhibitorio de las quinolonas. Dos mecanismos adicionales de PMQR fueron descritos recientemente. En un caso se trata de una variante del gen que codifica la enzima inactivante de aminoglucósidos AAC(6'), el del *aac (6')-Ib-cr*, que acetila también las quinolonas (además de los aminoglucósidos) inactivándolas[41]. En el segundo caso, se trata de los genes *oqxAB* y el *qepA* que codifican bombas de expulsión activa. Todos estos genes plasmídicos determinan incrementos relativamente pequeños en las CIM de quinolonas, pero estos cambios pueden ser suficientes para facilitar la selección de mutantes con niveles más altos de resistencia[41].

En el caso de alteraciones de la diana, en microorganismos gramnegativos, la ADN girasa parece ser la primera diana para todas las quinolonas[38]. Las alteraciones en la diana se concentran en una región de la enzima, denominada QRDR (*quinolone resistance-*

determining region). Alteraciones en las regiones QRDR tanto de las 2 subunidades de la ADN girasa como de las 2 de topoisomerasa IV van asociadas a un incremento en la CIM de todas las quinolonas; de hecho, la resistencia a las quinolonas parece ser fruto de varios escalones en cada uno de los cuales se produce una nueva mutación, de este modo la cepa, tras una primera mutación en un QRDR generalmente de GyrA, aparecerá resistente al ácido nalidíxico pero sensible a fluoroquinolonas (incrementando ligeramente sus CIM) y posteriormente mutaciones en este u otro QRDR harán que la cepa pase a ser resistente a fluoroquinolonas (aunque no a todas por igual). Generalmente, estas mutaciones sucesivas van asociadas a otros mecanismos como son las bombas de expulsión[42,43]. Así, la interpretación del antibiograma de las quinolonas presenta pocos matices. Se aconseja que en los casos donde se observe resistencia a alguna fluoroquinolona, solo se utilicen las que se muestran activas si no existe alternativa terapéutica, aunque si esta discrepancia es muy evidente, muy probablemente se trate de un error metodológico[14]. Así, ante una resistencia a alguna fluoroquinolona deberíamos considerar resistencia a todas ellas[5,6].

Como se ha comentado, las cepas de enterobacterias con CIM elevadas de ácido nalidíxico, presentan ya una mutación en la ADN girasa, por lo que solo es necesaria una segunda mutación para que la cepa adquiera una resistencia de alto nivel a ciprofloxacino[44]. Es pues importante, informar de la presencia de dichas cepas por la mayor probabilidad que presentan de adquirir resistencia a fluoroquinolonas y el consiguiente riesgo de fracaso terapéutico tras tratamiento con dichos antimicrobianos. En este sentido, varios autores consideran oportuno informar una cepa con sensibilidad intermedia a fluoroquinolonas si presenta resistencia a ácido nalidíxico[45,46] y de hecho, se aconseja dar resistencia a fluoroquinolonas en el caso de observarse resistencia a ácido nalidíxico en *Salmonella*[4,6].

En cepas sin mutaciones en QRDR, la expresión aislada de un mecanismo de PMQR puede conllevar una disminución de la sensibilidad a fluoroquinolonas, en ausencia de resistencia a ácido nalidíxico. Las consecuencias clínicas de este mecanismo aún son poco conocidas, aunque debido al riesgo de selección de mutantes con alto nivel de resistencia en este tipo de cepas, algunos autores han sugerido que las mismas se consideren, al menos, con sensibilidad intermedia a quinolonas[47,48].

Índice
1. Introducción. 1
2. Consideraciones iniciales 2

1. Introducción.

www.ingramcontent.com/pod-product-compliance
Lightning Source LLC
Chambersburg PA
CBHW070410230526
45471CB00006B/2743